AF324579

RENOUVELLEMENT

D'UNE PROTESTATION DE VINGT ANS

contre les

ÉPIZOOTIES

Dans les Chevaux et les Troupeaux,
les Oiseaux de basses-cours et les Vers à soie,

PAR

Alexandre SELLIER,

Employé d'Assurance, place des Carmes, 46, à Rouen.

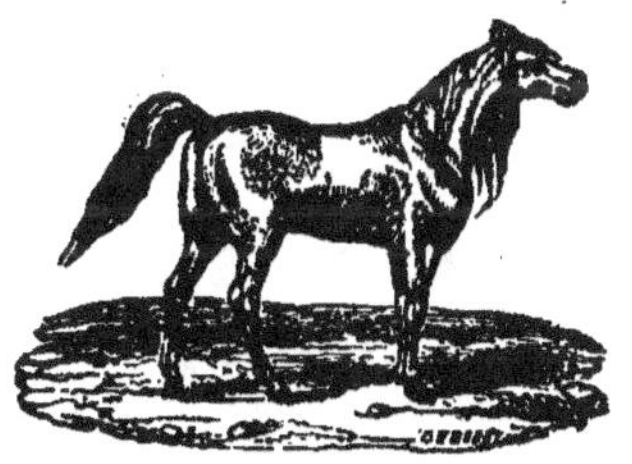

ROUEN

IMPRIMERIE DE E. CAGNIARD

Rues de l'Impératrice, 88, et des Basnage, 5.

1867.

CHAPITRE Iᵉʳ DE 1867.

—

L'homme spécial est-il, plus que tout autre, apte à juger l'inno-vation, sans expérience préalable? — Non, car s'il en était ainsi, la France aurait, depuis vingt ans, suppléé à l'alimentation anglaise, en lui vendant son superflu d'œufs et de viande, mais non son nécessaire amoindri par les épizooties qui comprennent et expliquent l'oïdium des plantes.

Monsieur le Sénateur Préfet,

Selon l'avis qui m'a été très indirectement donné par un numéro du *Journal de Rouen* à la suite de la dernière séance du Sénat de 1866, c'est devant M. le Sénateur Préfet et probablement devant la Chambre consultative que je dois exposer mes titres à une récompense appelée à me donner tout à la fois l'autorisation et les moyens d'ajouter de nouvelles communications à celles que j'ai déjà faites et qu'on a trouvé bon et profitable de suivre, quoique je sois si loin d'être écrivain ou orateur, et si loin d'avoir été en-couragé à faire le bien à l'aide d'études sérieuses.

Bien que ce renvoi ne m'ait pas paru indispensable pour prononcer sur des faits acquis, surtout lorsqu'un prix de 10,000 francs a été mis au concours, en 1851, au sujet de l'épizootie qui régnait alors sur la race bovine pâturant sur les haüteurs de quarante-quatre départements francais (1), cependant je crois avoir lieu de considérer ce renvoi vers vous comme une bonne fortune pour moi, autant que pour l'humanité qui aspire au progrès né de la vérité qui abat des erreurs, parfois séculaires, comme celle de la contagion, ici épizootique, là épidémique et telle que l'origine localisée de ces deux affections.

Ce renvoi vers vous, Monsieur le Préfet, doit être, en effet, une bonne fortune, puisque vous seul avez paru vouloir me donner des juges en 1854, et m'avez, dans ce but, adressé l'autorisation de me présenter à la barre d'une Chambre consultative représentant toutes les sociétés savantes de Rouen et peut-être du département, puisque toutes y sont représentées par un certain nombre de leurs membres.

Par malheur, ma défense ayant alors été trop limitée sous l'influence d'une fausse interprétation donnée à mes paroles

(1) Faite par ceux qui ont mission de pallier le mal quand il est arrivé, la proposition fut, par ces messieurs, ainsi formulée devant l'Assemblée législative et approuvée par celle-ci à l'unanimité. 62,000 francs sont accordés aux hommes spéciaux pour essais curatifs ; de plus, un prix de 10,000 francs sera versé à celui qui indiquera un remède efficace contre la maladie des bêtes à cornes qui pèse sur quarante-quatre départements français.

Cependant, à défaut de remède, le prix sera accordé à celui qui indiquera la cause de la maladie.

Or, ce qui ressort de cette formule, c'est avant tout et par deux fois exprimé, le désir de pouvoir guérir le mal *quand il est arrivé*, puis, secondairement et seulement en cas d'impuissance, le moyen d'éviter la maladie, moyen qui diminue de beaucoup l'importance des deux premiers points de la question ; tous deux devenus depuis, aussi peu profitables que dispendieux en 1865 et 66.

par ceux qui, les premiers, avaient été appelés à me juger comme contumace en 1847 et 1848, et qui, alors aussi, me tournaient le dos avec dédain depuis huit ans, *sans vouloir m'entendre*, je trouvai dans cette circonstance un obstacle aussi imprévu qu'insurmontable vingt ans durant, soit douze autres années après la répulsion du 5 septembre 1847 au 7 juin 1854.

Les hommes spéciaux se croyant offensés dans leur dignité, quand rien dans la phrase citée en tête de ce chapitre ne devait les blesser, je n'ai pu prévenir, par mes explications, les effets d'une interprétation regrettable autant que mal fondée, ni faire éviter les pertes désastreuses qui ont eu lieu dans les écuries militaires de la France comme dans les étables des cultivateurs de France, de Belgique, d'Angleterre, de Hollande, etc., pertes dont toute l'Europe se ressent par le nivellement des prix que produit le commerce.

Ces faits sont d'autant plus regrettables, que c'est pour soutenir des théories fallacieuses qu'on leur a laissé la porte ouverte, ce qui a causé dans les troupeaux et les étables de la race bovine des pertes cent mille fois plus considérables encore que dans les chevaux.

Persuadé que, depuis 1854 surtout, les faits accomplis et imprévus ont, plus que de besoin, justifié des données qu'on n'osait pas plus accepter en 1854 qu'en 1847, j'ai lieu de croire que si cette même assemblée était appelée de nouveau à me juger, elle ne se récuserait pas comme il y a douze ans, et qu'elle trouverait, dans cette justification du passé, la condescendance nécessaire pour me donner acte du bien trouvé et pour entendre ensuite les nouvelles communications qu'il est utile d'y ajouter dans l'intérèt de l'humanité.

Cependant, dans le cas où cette justification vous pa-raîtrait insuffisante ainsi qu'à la Chambre consultative pour obtenir la faveur d'être jugé par elle et par M. le Préfet, trop impartial pour ne pas me laisser développer mes observations, je prendrai la liberté d'expliquer ici la phrase qui a paru la plus blessante pour les hommes spé-ciaux et la plus difficile à justifier aux yeux de tous les membres de la Chambre consultative, du Sénat et de l'ad-ministration supérieure de la France.

Regardant les Chambres consultatives comme le plus à portée d'écouter les explications qui peuvent être pro-duites sur tous les points de la France, dans des enquêtes fréquentes, et par suite les plus aptes à juger les faits don-nés par une expérience, ou, à défaut, par les faits accom-plis, c'est pour ces chambres surtout que je crois utile de faire ressortir le véritable sens qui doit être attribué à des paroles qu'on a si défavorablement interprétées, chaque fois que j'ai appelé l'attention générale sur les effets d'une impuissance tant de fois avouée par les hommes spéciaux, depuis vingt ans.

Je le répète, suivre les anciens errements et appeler l'homme spécial ou d'application à produire et juger l'in-novation qui se manifeste, c'est demander au prêtre de re-nier ses prédications et sa foi, aussi, comme chez le prêtre l'anathème contre l'innovation est et doit être son premier mot, qui ne devrait pas, ce me semble, être considéré comme irrévocable.

En effet, n'est-il pas naturel que l'homme spécial repousse l'innovation avec autant de dédain que le prêtre auquel on oserait proposer de douter d'un dogme religieux, sanctionné depuis des siècles par les Pères de l'Église ou de la Foi.

Lancé avec toute l'autorité ici sacerdotale et là scientifique, cet anathème est un malheur pour l'humanité qui souffre toujours des entraves jétées sur le chemin du progrès, mais l'action de l'homme spécial est, je le répète, naturelle autant que rationnelle, car s'il admettait le doute plus facilement, il paralyserait son action dans l'application des données traditionnelles qui ont été convenablement éprouvées, c'est-à-dire quatre-vingt-dix-sept ou quatre-vingt-dix-huit fois sur cent ; en un mot, pour deux ou trois données entachées d'erreur, il douterait de toutes les traditions qui lui ont été transmises.

Si donc, en pareille circonstance, l'homme spécial entrave la marche du progrès, n'est-ce pas parce qu'on le met dans une fausse position, acceptée, il est vrai, très facilement, comme le faisaient jadis ses prédécesseurs, mais qu'il devrait savoir refuser aujourd'hui, vu que les circonstances ne sont plus les mêmes qu'au temps où florissait le droit d'aînesse, qui se vit si près de reconquérir sa toute-puissance en 1826.

Comme à l'époque où trônaient les favoris de ce droit, à tous les degrés de la société, on dit encore à l'homme spécial du dix-neuvième siècle : Sans expérience préalable, jugez cette innovation qui vous contredit, oui, doutez de vos traditions, vous dont le devoir est de dire, comme saint Thomas : A moins que je ne mette ma main dans la plaie faite au côté du Christ et mon doigt dans le trou des clous, je ne croirai pas.

Or, quand par devoir, l'homme spécial se trouve ainsi forcé à douter de l'innovation, faut-il s'étonner de l'entendre tout d'abord répondre avec dédain : arrière l'utopiste, l'ignorant privé de sens commun, etc., paroles qui, pour lui, sont l'équivalent de celles-ci : tant que l'expérience, le seul jugement de Dieu admissible aujourd'hui, tant que l'expérience ou à défaut les faits accomplis, n'auront pas positivement démontré que sur tel point attaqué l'innovation est la vérité et que l'erreur était dans ce que j'ai pratiqué et professé, je ne croirai pas ! Ainsi, vous tous qui croyez en moi, fermez les yeux et les oreilles, il n'y a pas lieu de tenir compte des données du novateur sous aucun rapport. Arrière novateur, respectez l'erreur !

Ainsi donc :

Anathème, dit le prêtre qu'on appelle à douter ; ignorance, dit l'homme d'application, qu'on a mis dans la plus fausse des positions ; anathème rationel dans les deux cas, car il est positif que les délégués du trône ou des ministres ont dit aux hommes spéciaux : vous possédez des données que vous pouvez professer et appliquer en toute confiance ; aussi, comme le Christ, votre diplôme dit : *ite et docete* !..... Partez et instruisez !

Cependant, malgré cela, à un moment donné, on contredit ces paroles par l'équivalent de celles qui suivent : A la voix d'un homme *inconnu de vous et de nous-mêmes*, doutez de vos enseignements, cessez d'y avoir pleine confiance.

Or, admettons qu'ils veulent bien y consentir, pourront-ils le faire, pourront-ils douter et juger sans expérience préalable ??? moralement et physiquement, non !

Au temps du grand roi Louis XIV on pouvait, jusqu'à certain point, avoir raison de procéder ainsi, puisque dans toutes les branches de la science les connaissances nécessaires à l'homme spécial étaient si restreintes et si peu nombreuses que Molière fit la plus fine critique de leur peu d'étendue en les réduisant, pour les médecins, à ces quatre mots : purgare, saignare, clisterium donare.

De nos jours, au contraire, on voit, même le fruit sec, sortir de l'école, ayant en sa possession plus de données certaines ou éprouvées que n'en possédait le grand et honorable Lémery, médecin du roi et qui fut peut-être le premier chimiste libéral qui ait cherché à mettre ses connaissances à la portée de tous au lieu de les tenir secrètes.

Donc, par suite, ce ne sont plus, comme au temps de Molière, quelques rares données dont l'homme spécial doit faire l'application, mais bien les mille et mille données de la science moderne, celui-ci au lit de quelques centaines de malades, celui-là dans cent parcs ou écuries divers, cet autre au sein de mille ateliers divers ou plutôt sur les innombrables ramifications de l'industrie. Or, de nos jours et dans ces conditions, l'homme spécial peut-il s'occuper de l'innovation ?

Non, c'est impossible, et lui-même en conviendrait s'il ajoutait les remarques suivantes à celles que je viens d'exposer ci-dessus.

Par exemple, que le docteur Lémery ait pu s'occuper de

recherches en chimie médicale et industrielle, il n'y a là rien d'extraordinaire ; mais aujourd'hui que nos médecins ne pourraient pas même confectionner les produits chimiques portés sur leurs ordonnances, pourraient-ils fabriquer ceux de l'industrie qui en emploie peut-être douze à quinze cent mille fois plus que les médecins ?

Les hommes spéciaux dits ingénieurs, médecins, vétérinaires, fabricants d'indiennes, etc., manquent-ils donc de notions chimiques puisqu'ils en retirent leurs plus puissants moyens d'action, cependant ils ne s'occupent pas de cette fabrication et cela se conçoit, car le pharmacien tenu de s'écarter le moins possible de son officine, pourrait-il, comme au temps de Molière, promener une seringue abandonnée à l'infirmier ou à la femme de chambre ; le barbier serait-il plus à même de marier le rasoir et la lancette au lit des malades, l'ingénieur des chemins de fer ou de terre peut-il, en même temps, être ingénieur militaire, architecte des bâtiments civils et nationaux, ou, comme autrefois, opérer dans plusieurs branches d'industrie ? Non !

Or, pourquoi ces messieurs n'abandonneraient-ils pas aujourd'hui la volonté de juger et produire l'innovation ? pourquoi le novateur ne formerait-il pas une autre ramification de la science, une espèce d'avant-garde, dont ils peuvent rester les généraux, mais sans pouvoir décider du sort de l'innovation, *seuls et sans jugement ni débat contradictoires*, devant une ou plusieurs Sociétés savantes et graduées comme nos tribunaux civils ?

Il est une troisième remarque qu'on ne doit pas perdre de vue : lorsque le soir est venu et que la nature réclame de l'homme spécial ses droits imprescriptibles pour quelques heures de repos et de sommeil, comme elle les réclame du plus simple manouvrier qui n'a qu'à aider les ouvriers qui ont une spécialité, aide que le novateur peut procurer de même à l'homme spécial de première classe; lorsque ce n'est qu'à ce moment dû au repos et au sommeil, que ce dernier pourrait s'occuper fructueusement de courir après l'innovation, c'est alors que, pour suivre un ancien errement qui n'a plus sa raison d'être, on veut encore lui réserver le droit de juger l'innovation et lui attribuer ou lui reconnaître la plus grande faculté de la produire, quant il faudrait pour cela le forcer à se soustraire aux lois de la nature.

Eh quoi! lorsque chez cet homme d'élite l'intelligence est la faculté qui fatigue plus que toutes les autres, lorsque, par suite, sa tête lui paraît alourdie, le soir plus que le matin, c'est alors que, d'accord avec le monde, il voudrait que son intelligence se mît à produire l'innovation, et, par cela même qu'elle a beaucoup produit, elle pût produire encore une innovation qui n'est souvent que l'effet d'un débordement de repos mental, et, en d'autres cas, celui d'une explosion d'intelligence longtemps comprimée, comme chez quelques travailleurs soumis à un travail méthodique ou manuel ! Cependant, malgré cela, c'est alors qu'il lui faudrait résister au besoin d'un repos indispensable, pour réviser tous les jours une à une ses traditions scientifiques, afin de voir si deux ou trois pour cent ou pour mille ne sont pas entachés d'erreur. Or, est-ce plus rationel que possible ?

Devant ce raisonnement des faits, cette opinion sur son aptitude à l'innovation est chez l'homme spécial d'autant plus surprenante, que, sous tous les gouvernements, on s'est plû à reconnaître que les hommes spéciaux ayant en vue l'intérêt de l'humanité, la plupart d'entre eux écoutent leur courage et leur cœur plutôt que leurs forces.

D'après ce qui précède, il est donc évident qu'en appelant l'homme spécial à produire et juger l'innovation, l'on retarde la marche du progrès ; il est évident que, par suite, les apparences étant contre ces messieurs, la majorité est en quelque sorte en droit de les accuser d'égoïsme, de jalousie mesquine, puisque tout semble justifier cette accusation, quand les faits accomplis viennent à prouver qu'ils ont à tort blâmé, nié ou refusé de reconnaître l'innovation réalisée.

Plutôt que de projeter cette ombre sur leur considération, n'auraient-ils pas, au contraire, plus à gagner dans l'estime publique s'ils avouaient que, par les causes précitées et qui pour eux sont des plus honorables, il est rarement de leur compétence de produire ou de juger l'innovation, *sans expérience préalable.*

Si l'on veut une quatrième cause de l'impuissance des hommes spéciaux ayant sa source dans leur mérite même, je vais la citer.

Jusqu'à Lémery, alors médecin du roi, chaque chercheur favorisé du sort gardait pour lui sa découverte, afin de n'avoir pas d'égaux, et la découverte obtenue à force de tâtonnements et de veilles, restait claquemurée dans un laboratoire particulier d'où elle ne pouvait guère sortir pour grandir dans les mains d'un autre chercheur continuateur ; aussi, combien d'inventions utiles et appelées à la plus grande extension, sont, par cela même, descendues dans la tombe avec leur auteur? Nul ne pourrait en dire le nombre.

Or, les circonstances sont-elles les mêmes aujourd'hui? puisqu'on voit chaque chercheur heureux se faire gloire de mettre au grand jour sa découverte avec autant d'empressement que les hommes spéciaux en apportent pour répandre les anciennes traditions dans des cours publics, afin qu'elles arrivent jusqu'au fond des plus humbles chaumières, surtout depuis que mon Mémoire de 1860, adressé au Sénat et au Concours régional de Rouen, a ravivé l'attention générale sur l'absence de toute bibliothèque rurale et industrielle dans les campagnes et dans les sept huitièmes des garnisons militaires, *d'où plus qu'aujourd'hui, les soldats partiraient pour les champs, si l'on voulait m'écouter.*

Or, si l'un des grands mérites de l'homme spécial est de disposer ainsi les esprits à produire l'innovation, devrait-il atténuer son mérite en la repoussant parce qu'elle ne vient pas d'un confrère et qu'elle est l'œuvre d'un homme obscur? Devrait-il prétendre en être seul juge, lorsqu'il sait que l'innovation ne peut pas obtenir de lui vingt à trente ans d'observation et d'étude assidues, mais seulement, quelques instants en passant et de loin en loin?

Au beau jour du droit d'aînesse en était-il ainsi?

Non! car les favoris de ce droit gouvernant alors, ils faisaient tenir la plume par leur chapelain pour s'éviter la peine d'apprendre à la conduire et, par suite, l'instruction était confinée, ici, chez l'homme spécial étudiant par goût, et là, chez le cadet intelligent devenu moine, *par force* puis devenu aussi un savant en cherchant à surmonter l'ennui du cloître ; or, les roturiers étant de leur côté mal vus des nobles dans les écoles, ou, trop pauvres pour se soustraire au travail afin d'entendre des professeurs, ils étaient pour la plupart incapables de conduire une plume qui pût traduire leur pensée ; aussi l'ignorance des seigneurs et des roturiers étant presque égale, l'innovation ne pouvait que très rarement se produire à ces deux extrémités de l'échelle sociale comprenant pourtant la majorité des habitants du globe (1).

Il est évident que c'est dans ces conditions que s'est établi l'usage de demander l'avis des hommes spéciaux et de regarder comme infaillible le jugement par eux rendu, sans expérience préalable, car les nobles dédaignant le génie industriel, ils se contentaient du dégré d'instruction que possède un grand nombre de maîtres d'armes modernes sachant porter ou parer un coup d'épée, mais ne pouvant mettre à la poste une lettre écrite de leur main.

Aujourd'hui le maintien de cet ancien usage ou errement administratif sur l'aptitude des hommes spéc'aux appelés à produire et juger l'innovation, cet ancien errement, dis-je, a-t-il encore sa raison d'être?... Lorsque nos hommes d'État tels que les ministres, les membres du Conseil d'État, les préfets, les membres des chambres consultatives, etc., sont choisis parmi les hommes les plus instruits, quel intérêt peut-il y avoir pour eux et le pays à dissimuler une ignorance qui n'existe pas ? Où gite l'utilité de supposer

(1) Si le progrès depuis 1789 a marché à pas de géant, n'est-ce pas parce que toutes les classes y ont pris part et fourni leur contingent.

aux hommes spéciaux un jugement infaillible quand personne ne croit plus à cette infaillibilité ? Quel avantage trouve-t-on à voir tant d'hommes honorables se dire incompétents ou incapables d'apprécier un jugement prononcé *à priori*, même après que les faits accomplis ont prouvé que le jugement de l'homme spécial est mal fondé comme l'était celui par lequel ils m'ont repoussé en 1849, ainsi conçu : 1° La France produit assez de chevaux pour son exploitation, mais elle ne peut pas en produire assez ayant seulement les qualités indispensables pour faire le service de l'armée ; 2° il faut renoncer à l'acclimatation du cheval arabe et fermer le haras Pompadour consacré à cette acclimatation, mais en vain jusqu'en 1855.

Sans remonter au temps où les hommes spéciaux niaient la pression de l'air libre, on voit, en 1847 et 1848, ces messieurs exagérer, à cette époque, voir même plus tard encore, cette pression de l'air libre pour expliquer dans l'écale de l'œuf les taches dites emphysèmes, tandis que je soutiens et me fais fort de prouver :

« 1° Que ces taches ont des coïncidents qui ont une bien
« plus grande importance et, comme elles, faisant partie
« des effets produits par les accouplements consanguins,
« effets plus ou moins blessants, selon que ce genre
« d'accouplement a été plus ou moins réitéré dans les gé-
« nérations antérieures à celle du sujet donné ;

« 2° Que de ce genre d'accouplement proviennent les
« chevaux prédisposés à la pousse et à la morve, affec-
« tions qui se manifestent sous l'influence des causes dé-
« terminantes que j'ai signalées principalement de 1847
« à 1854 à Rouen, et à Paris en 1860-61, à la demande

« de l'Empereur Napoléon III, en prouvant *par les faits*
« *accomplis à Rouen, et celui de quatre-vingts che-*
« *vaux en deux jours abattus*, que loin de rester à l'in-
« cubation quatre à cinq ans, comme le prétendait la
« science, cette seconde affection se déclarait, au con-
« traire, très peu de temps après que les sujets défectueux
« avaient été placés dans les conditions voulues, respec-
« tant les commensaux à droite et à gauche pour *s'em-*
« *parer des sujets plus loin placés mais défectueux ;*

« 3° Que de là proviennent les sujets de la race bovine
« qui, telles que les races Durrham, sont prédisposées à
« certaine affection dite peste bovine, amenant après elle
« des résultats destructeurs analogues à ceux que don-
« nent les chevaux morveux, mais plus facilement gué-
« rissables, quand on écoute la voix du raisonnement ;
« oui ! guérissables quatre-vingt-quinze à quatre-vingt-
« dix-neuf fois sur cent, sans les abattre mal à propos
« comme on l'a fait depuis 1865 et 1866, pour tant d'ani-
« maux de boucherie. »

En Angleterre 300,000
En France, 1 p. 0/0 de l'Angleterre qui aurait
    pu pendant trente-sept ans étudier cette peste
    dans quarante-quatre départements français. 3,000
En Belgique et en Hollande, etc. 100,000
En Allemagne, nombre inconnu de moi.

        Total connu 403,000

Maintenant combien est-il mort de chevaux sains par
accident, de 1865 à 1867 (en seize mois) pour balancer
ce déficit, font-ils plus d'effet qu'un seau d'eau dans un

fleuve ? Certes, mieux vaut les mettre à profit que de les perdre mais avec moitié moins de peine, on eût profité, Russie et Allemagne comprises, de 500,000 animaux de boucherie en sus de ces chevaux, et pendant vingt ans, d'un à deux millions d'autres sujets plus ordinairement recherchés pour l'alimentation humaine, ce qui aujourd'hui donnerait au moins 8 à 900,000,000 de kilog. En plus des 50,000,000 de kil. de cheval que le bas prix pousse à manger plutôt que l'attrait naturel.

Tel est un des beaux résultats des jugements irrévocables prononcés par les hommes spéciaux quand les travailleurs ont faim et ont recours au suicide pour se soustraire à des tourments insupportables et toujours trop prolongés pour tout malheureux qui souffre et qui dans la mort voit la main d'un libérateur.

Fulton fut un utopiste dont l'invention eût permis à Napoléon 1er de frapper au cœur son ennemi au lieu d'aller en Russie achever l'œuvre de son système continental comme l'y a forcé le jugement des hommes spéciaux. Or, par suite, ce grand Capitaine législateur a échoué au port après avoir perdu en Russie *trois à quatre cents mille hommes aguerris*, voyant tomber avec eux et avant maturité, le fruit de vingt-cinq ans de glorieux et gigantesques combats où la France perdit peut-être un ou deux millions de ses enfants les plus dévoués.

Milius fut un utopiste dont l'invention, d'après le jugement irrévocable des hommes spéciaux, allait échouer au port quand un ministre mettant habit bas, fit réussir l'opération sous les yeux de l'Empereur, séance tenante. Honneur à ce savant et utile ministre dont l'action vaut une statue !

Jacquard fut un utopiste qui, sans la juste appréciation d'un Consul anglais et de Napoléon 1er, eut emporté dans sa tombe le secret d'un métier que l'on compte aujourd'hui par centaines de mille dans chacune des parties du monde civilisé.

Stéphenson fut un utopiste que le jugement des hommes spéciaux condamna en disant que sur des rails dépourvus d'engrainages une locomotive quelque peu chargée, tournerait sur place sans avancer.

Sauvage fut un utopiste digne d'être mis sous les verroux d'une prison pour dettes, puis d'aller, de là, mourir sous les verroux d'une maison de fous, car son hélice est devenue l'accessoire obligé de tout navire qui parcourt les mers.

L'auteur de ce mémoire est un utopiste, un ignorant privé de sens commun, ne méritant pas d'être écouté, parce qu'il a avancé et soutenu que la France pouvait être la première puissance hippique de l'Europe et parce qu'il a dit en 1847 et 1848, comme l'atteste la lettre de M. le ministre Bethmont, qu'il est possible d'augmenter la production de la viande en France d'une manière très notable.

Pour la vingtième année, le sieur Sellier demande de nouveau à prouver que cette augmentation notable est encore possible, quoique la question ait fait un grand pas depuis qu'il a obtenu la prise en considération de cette demande par la Chambre consultative de Rouen, en 1854, et par le Sénat de 1856, prise en considération, suivie d'une expérience plus sérieusement faite sur les races Durrham.

Le sieur Alexandre Sellier demande à prouver cette possibilité quoique, sur sa nouvelle instance du 16 août 1865, avant l'arrivée de l'épizootie dont les journaux ne parlaient pas encore, et sur son instance du 10 février 1866, on ait expulsé les races Durrham de l'établissement de Corbon et, par là, mis fin aux dernières faveurs administratives, jusqu'alors accordées à ces races trop célèbres pendant trente-sept ans en France.

Il demande à prouver cette possibilité, quoique depuis 1857, il ait suffi de prêcher le reboisement des hauteurs et de proclamer l'aveu des hommes spéciaux sur la non-valeur de ces races pour leur ôter le patronage des sociétés d'agriculture et pour faire disparaître *d'elle-même* cette soi-disant peste bovine de 1857 à 1865, sans aucune précaution ni cordon sanitaire.

Il demande encore à prouver la possibilité d'augmenter la production de la viande en France, quoique depuis son mémoire du 10 février 1866, sur la rage canine et la peste bovine, l'on proclame moins hautement le drainage des terrains argileux; principal refuge de la race bovine en plaine, lorsqu'une année de sécheresse produit pour cette race des effets désastreux sur les terrains d'un autre genre comme cela s'est vu *trente-sept ans durant* dans quarante-quatre départements francais et en Allemagne. L'un de ces états confédérés, le *Mecklembourg*, essaya du cordon sanitaire *pendant deux ans*, mais pour le reconnaître inefficace au bout de ce temps, aussi peu efficace que l'inoculation sur laquelle les hommes spéciaux de France avaient fondé de si belles espérances.

De cette inoculation devait sortir, selon moi, de précieux documents sur la production du vaccin et la cause de la petite vérole, mais, par suite d'une impuissance dont l'origine est assez honorable pour qu'on puisse l'avouer sans craindre de diminuer en rien la considération dont jouissent les hommes spéciaux, oui, par suite de cette impuissance, on discute encore la thèse du vaccin sans point de départ certifié par une expérience qui aurait donné des résultats plus précis que les faits généraux ou imprévus mais que leur quantité même rend si confus qu'on ne sait comment les préciser ni les expliquer.

En attendant qu'on veuille bien reconnaître les services d'un homme qui se sait loin d'être orateur ou écrivain et qu'on veuille par là l'aider à en rendre d'autres non moins importants, lorsque la vache vaut plus de trois fois le prix qu'elle obtenait jadis, tandis que le salaire du travailleur n'est pas augmenté en proportion quoique, grâce au perfectionnement des métiers et à leur activité plus grande, les travailleurs produisent vingt fois plus qu'il y a soixante ans (1).

Il a l'honneur, etc.

Ce 4 mars 1867.   Alexandre SELLIER.

(1) Le fileur au rouet donnait 125 grammes de coton filé par jour, aujourd'hui il conduit 1,000 broches au lieu d'une et donne 125 kilog. avec un renvoudeur et l'aide de deux rattacheurs soit ; 40 kilog. par jour et par tète, au lieu de 4 onces, comme on disait jadis, donc 320 fois autant qu'il y a soixante ans. Or, s'il est reconnu que pour le cheval de poste, de guerre et de diligence on doit augmenter la partie la plus substancielle de sa nourriture, c'est-à-dire l'avoine, à plus forte raison on doit agir de même pour l'ouvrier qui doit résister aux émanations délétères des produits chimiques trois à quatre cents fois plus employés qu'autrefois dans l'industrie et résister aux émanations trois à quatre cents fois plus fortes de l'huile rance et de la poussière que donnent 1,000 broches au lieu de trois à quatre par ménage.

Enfin les ouvriers bien constitués donnant les bons soldats, éviter par une bonne nourriture les non-valeurs du recrutement militaire, c'est fortifier le pays, faire acte d'humanité, alléger le budget sans lui retirer un décime de son revenu .....

CHAPITRE 2 DE 1867.

—

Quand on vient en aide à l'agriculture, en lui imprimant une direction, c'est toujours au point de vue commercial plus qu'au point de vue de ses moyens de production, car parmi les ministres et les sociétés d'agriculture, on compte dix commerçants contre un agronôme.

Je le répète encore :

Le 16 août 1865, les journaux n'avaient pas encore parlé des pertes considérables que la peste bovine a causées en Angleterre, en Hollande, en Belgique, etc. Cependant malgré leur silence, prévoyant déjà les pertes précitées et leurs effets qui, de par la loi du commerce et de l'humanité, blessent toute l'Europe, en élevant le prix déjà si exhorbitant de la viande, je demandai de nouveau le jugement de mes données par une Commission sérieuse et consentant à m'entendre.

Ma demande fut repoussée, par une lettre ordonnancée le 12 septembre 1865, mais qui ne me parvînt que le 30 dudit mois et dont je n'ai pu m'occuper qu'à la fin de janvier par suite de mauvaise vue.

Je me proposais de prouver devant des juges sérieux et sans prévention, que la peste bovine et ses proportions étaient :

1° Conditionnelles mais non générales et forcément absolues ;

2° Qu'elles étaient évitables puisqu'elles résultaient des erreurs commises dans la fécondation, l'alimentation et l'habitation, comme toutes les maladies épizootiques dans les autres animaux domestiques ;

3° Je me proposais de rappeler la part que les races Durrham avaient eue dans l'épizootie, qui, pendant trente-sept ans, a pesé d'une manière si pénible sur quarante-quatre départements français, dès qu'on eût donné à ces races une vogue si fâcheusement enracinée que le gouvernement lui-même s'est laissé influencer jusqu'à soutenir leur propagation à l'établissement de Corbon jusqu'au 1er avril 1866, malgré leur condamnation prononcée en janvier 1857, après ma nouvelle instance devant le Sénat de 1856.

Malgré que ces races soient *originairement issues d'accouplements fraternels*, ce ne fut encore que sur ma nouvelle instance du 10 février 1866, si M. le Ministre de l'Agriculture en ordonna la vente, en voyant leur effet, en Angleterre, arrivé alors au chiffre de 170,000 animaux de boucherie abattus par suite de l'épizootie dite peste bovine et alors aussi à demi course seulement ;

4° Par le témoignage de l'Algérie où l'on ne détruit pas les petits oiseaux et les races corvigénères, ce me semble autant qu'en France, je me proposais de démontrer qu'il y a autre chose à faire que de décréter le respect de ces races emplumées et des taupes ;

5° Je me proposais de donner le moyen de convaincre les plus chauds partisans de la fatalité, cette puissance occulte si vénérée et si redoutable pour les anciens Romains et les Turcs, que leur destin inexorable n'est pour rien dans l'épizootie, puisqu'on pouvait éviter à la France la fâcheuse nécessité d'abattre les 9/10 des 3,000 sujets de la race bovine, pour lesquels il a fallu encore indemniser les propriétaires aux dépens d'un budget si difficile à équilibrer, lorsqu'avec un peu plus de bon vouloir ou de condescendance envers l'innovation, on pouvait porter la valeur de ces indemnités sur des points mille fois moins improductifs pour l'État et le propriétaire des animaux pestiférés ;

6° Prouver que du dernier dixième enlevé par la maladie, avant l'arrivée de l'homme de l'art ou sa visite hebdomadaire, on pouvait tirer une preuve certaine de la cause réelle de la peste bovine, enfin prouver qu'il dépend de l'éleveur de donner aux sujets de son troupeau une constitution plus favorable à ses profits personnels et plus inaccessible aux maladies épizootiques.

En août 1854, un refus tout pareil a préparé l'abattage de quatre-vingts chevaux morveux revenus *sains* de la campagne d'Italie, mais qui n'en furent pas moins exécutés, à raison de quarante, par jour, quatre à cinq mois après leur retour ou cinq ans après le refus d'expérience adressé à la Chambre consultative de Rouen.

Du refus ordonnancé le 12 septembre 1865 et parvenu le 30 en mes mains, le résultat s'est fait attendre douze fois moins de temps sur la race bovine et a été payé trente-cinq à quarante fois plus cher, par la France.

Pourquoi ?... c'est que la parole est donnée aux hyppovores, qu'avec plus de vérité on doit appeler les partisans de l'hyppophagie, parole qui, *sans conteste admis-sible* dans les banquets où elle se donne carrière, a appartenu pendant quarante ans à nos anglomanes de 1815 à 1855, tenant à peupler les haras français avec des chevaux anglais payés de 10,000 fr. à 500,000 fr. l'un, dit-on, mais dont les produits, pendant quarante-cinq ans, ne revinrent pas une seule fois vainqueurs du turf anglais.

Pour nos anglomanes, ce fut une belle époque, car ils avaient mis les chevaux de guerre français au-dessous de ceux de Napoléon 1er, au-dessous des chevaux d'Allemagne, et, en outre, ils avaient facilité l'invasion des taureaux Durrham, joyeusement payés de 3,000 fr. à 30,000 fr. l'un, ce dont quarante-quatre départements auront lieu de se souvenir longtemps, puisque la peste bovine a décimé leurs troupeaux trois ou quatre fois chaque année, à partir du jour où les races Durrham sont parvenues à l'apogée de leur renommée, soit de 1822 à 1857.

Aujourd'hui, la peste bovine et la connaissance de sa cause qui permettrait de l'éviter, n'a plus qu'une minime importance, car les hyppophagistes promettent cinquante millions de kilog. de cheval pouvant être mangés et remplacer cinq cents millions de kilog. d'autre viande avec avantage.

Donc, peu importe que l'Europe ait perdu 500,000 animaux de boucherie dont un quart à peine eût été sept à huit ans soumis à un travail lent et jamais excessif, comme celui du cheval, et quand les plus âgés de ce quart, ont à peine dix ans à l'époque où le boucher les livre à l'alimentation, tandis que les trois autres quarts n'ont pas deux ans en moyenne.

A ces 500,000 animaux de boucherie, la France eût pu, en 1865, ajouter 170,000 autres animaux de 400 kilog. chaque année, si l'on s'en fût occupé depuis vingt ans, ce qui aurait donné 680,000,000 kilog. (1), mais aux yeux des hyppophagistes rarement hyppophages, *hors le banquet où la sauce ferait passer le plus mauvais mets*. Oui ! à leurs yeux, ces six cent quatre-vingt millions de kilog. de viande habituellement employée, ne valent pas six à sept fois moins de viande de cheval âgé de vingt à vingt-cinq ans et ayant été soumis quinze à vingt ans, ici, à un travail accéléré, et là, accablant par le poids d'une charge excessive.

Un grand chimiste l'honorable M. Girardin a trouvé que la viande d'un animal qui a travaillé longtemps n'est pas aussi nourrissante que celle de l'animal qui n'a jamais travaillé ; mais, probablement, il a commis là une grave erreur, puisque les vétérinaires hyppophagistes trouvent au contraire que celle du cheval usé vaut six à sept fois plus que celle d'un poulain et d'une jeune vache (2).

(1) Je crois possible d'arriver à vingt fois plus, soit 3,400,000 animaux au lieu de 170,000 à 400 kilog., lesquels, joints au 600,000 animaux abattus mal à propos en Europe, auraient évité le haut prix des subsistances et beaucoup de ces grèves ouvrières, qui remplacent aujourd'hui les révolutions sanglantes jadis causées par les disettes et les épizooties suivies du chômage des ateliers.

(2) Les idées philantropiques de l'honorable et savant Darcet sur les propriétés nutritives de la gélatine, ont dû s'incliner devant l'expérience faite sur deux lots de porcs, les uns nourris de soupe à la viande et les autres de soupe à la gélatine avec même quantité de

C'est du moins ce qui ressort du zèle que déploient ces vétérinaires hyppophagistes et, d'autre part, ce qui ressort du peu d'ardeur qu'ils apportent à vérifier la cause réelle ou le point de départ de la peste bovine qu'ils pouvaient faire connaître et prouver mieux que moi en 1854.

En effet, les vétérinaires ont dit, en 1851, et répètent aujourd'hui : « En dehors de la contagion, toutes les fois « qu'on cherche la cause de la peste bovine (alors nommée « autrement) on ne trouve que doute et incertitude. »

Cette phrase a été constatée dans tous les journaux de l'époque et elle est inscrite dans le recueil de médecine vétérinaire pratique, cahier d'avril 1851, d'après l'avis des sommités vétérinaires de quarante-quatre départements longtemps désespérés de ne savoir à quoi attribuer la peste bovine ;

pain ; le 1er lot se comporta bien, mais du second les porcs maigrissaient à vue d'œil.

Or, pourquoi ne pas recommencer l'expérience ainsi et prendre :

6 chiens de même portée et des deux sexes.

6 cochons dito dito.

Deux de chaque espèce nourris avec soupe de cheval de trait ayant 19 à 20 ans ; or, sa vie portée à 30 ans en France, il sera aux 2/3 de son existence ;

Deux de chaque espèce, nourris de cheval complet ou de 5 ans, 1/6 de son existence, bien qu'il vive 50 ans en Italie ;

Deux de chaque espèce nourris de bœuf complet, 3 ans, soit 1/5 de son existence portée à 15 ans.

Le résultat dira où se trouve la vérité. Ce qui rend à mes yeux l'expérience importante, c'est que quelques ouvriers n'ayant vécu que de cheval pendant huit jours, ils ont trouvé que, comme la gélatine du savant Darcet, cette viande lestait l'estomac après avoir trompé le palais, mais n'était pas fortifiante.

2° **Une** autre sommité vétérinaire a dit : Cette maladie vient de l'Allemagne et elle n'est spontanée que là et en Russie (rapports de 1854 et 1866).

Or, moi, qui ne suis pas vétérinaire, je dis : elle est spontanée dans tous les pays, chez les animaux de mauvaise origine, quand on les soumet longtemps à une alimentation contraire à celle que veut leur constitution normale, et les expériences d'inoculation en ont donné la preuve la plus concluante. Enfin quoique le vétérinaire-rapporteur ait dit au Ministre dans les conclusions de son rapport de 1854 : « Le champ reste ouvert aux plus légi-« times discussions sur la cause de l'épizootie bovine, est-« ce là une conclusion digne du XIXᵉ siècle et après avoir « dépensé 62,000 fr. en expériences ? »

Une deuxième citation tirée du même cahier d'avril 1851, du recueil de médecine vétérinaire pratique, va nous indiquer le moyen de savoir de quel côté est la vérité.

En effet, on lit :

Après une discussion vive et animée qui a duré deux ans, le professeur d'anatomie à l'école d'Alfort a terminé son rapport en ces termes :

« Ce qui est positif, c'est que dans le sujet, ici présent, « il existe cinquante-quatre cotylédons d'un côté et qua-« torze seulement de l'autre, total soixante-huit au lieu « de cent huit, qui devraient s'y trouver ; donc, qua-« rante cotylédons manquent par une cause quelconque « que j'ignore ! Puis, il ajoute : Mais tout prouve qu'ils « n'ont pas été arrachés, *et chacun de nous restera*

« *dans son opinion jusqu'à ce que la science ait fait*
« *un pas de plus.* » (1)

Ayant été approuvé par tous les professeurs, etc., ces
Messieurs reconnaissent donc : 1° Que l'animal est né
avec quarante cotylédons de moins, soit environ 33 p, 0/0 ;
2° Leur approbation dit aussi : c'est par une cause quelconque que nous ignorons, et cependant, ils ne veulent
pas que ce soit l'effet de cette fécondation incomplète que
donnent les accouplements consanguins qui, dans les
mêmes proportions de 10 à 80 p. 0/0, produisent une absence toute pareille dans les mamelons des multipares,
truies, lapines, chattes, chiennes, etc. ; ces messieurs ne
veulent pas non plus que cette f..condation incomplète
qui fait paraître l'œuf de l'oiseau, emphysémé dans son
écale et qui le rend putréfiable à l'incubation ; ils ne
veulent pas que cette fécondation rende difforme ou déviée
la carène de l'oiseau issu de l'œuf emphysémé et, par suite
qu'il soit plus maladif que les autres oiseaux, souvent ses
frères , par l'étalon, ils ne veulent pas que l'absence des
cotylédons dans les sujets de race bovine les prédispose
à contracter la peste bovine ; ils ne veulent pas attribuer
à ces accouplements deux petits squirrhes adhérents de
chaque côté interne de l'épine dorsale de la vieille poule,

_____

(¹) Sus Louis-Philippe, vingt-deux palefréniers sur soixante-
deux étant morts de la morve, après avoir soigné des chevaux
morveux, le rapport, sans nul considérant sur cette différence des
effets de la morve, est terminé par les mots soulignés ici et par
ceux-ci : « Donc, il faut continuer à détruire les chevaux suspects
comme on l'a toujours fait. »

issue d'accouplements consanguins réitérés, squirrhes que l'on trouve aussi, chez quelques vieux chevaux poussifs, et sis à la même place relative, vu que ces deux races, si différentes, ont les mêmes instincts pour le bain de sable pulvérulent.

La vache offre-t-elle, dans le sable, cette particularité instinctive et si importante pour expliquer certains faits s'opposant jadis à l'acclimatation du cheval barbe en Europe ?

Mais alors, pourquoi n'avoir pas établi, dans leur Rapport sur l'inoculation du virus épizootique, la justification de leur opinion, en faisant constater par des tiers ou des jurés :

1° Le nombre de cotylédons que comportaient les 12 p. 0/0 morts à la suite de l'inoculation ;

2° Constater le nombre dont étaient porteurs les vingt-huit sujets qui, plus favorisés, perdirent seulement une oreille, une partie de la queue, un œil, ou qui portaient sur les flancs la trace de certaines érosions gangreneuses par eux mentionnées et ayant quelque peu d'analogie avec celles qui déparent certains visages humains, après la petite vérole qui, selon moi, doit être la conséquence d'une autre erreur agronomique à laquelle on peut trouver un autre pendant ;

3° Le nombre des cotylédons trouvés chez les sujets qui, après avoir été plusieurs fois opérés ou avoir reçu le virus de la peste bovine, sont restés indemnes, soit bien portants et sains, malgré toutes les tentatives.

Parmi les faits produits par l'inoculation confiée aux soins d'un homme trop instruit et trop expérimenté pour les laisser passer entre ses mains ou sous ses yeux sans les apercevoir, il en est un tellement saillant et tellement important, même pour l'homme le plus étranger aux connaissances agronomiques, qu'il est impossible de croire que le silence de cet homme spécial, sur la véritable et utile conclusion à tirer de l'un de ces faits, soit complétement involontaire.

En effet, le rapporteur, M. Bouley, dit : « L'inoculation a été pratiquée aussi sur le troupeau de Rambouillet, composé de quatorze sujets dont l'origine était inscrite sur un registre tenu par le directeur de l'établissement et avec le plus grand soin, et nul accouplement consanguin n'avait eu lieu. »

Or, après l'inoculation, treize sujets restèrent réfractaires à l'opération réitérée, tandis qu'un seul contracta la maladie et mourut : encore était-ce un sujet de la race Durrham ; donc, pas d'effet d'accouplement consanguin à constater.

Mais, Monsieur le Préfet, était-ce bien cette conclusion que les faits avaient produite et rendue saillante?

Je ne le crois pas. Selon moi, c'était celle que je vais citer, et je suis persuadé que M. le Préfet pensera comme moi.

L'inoculation faite sur ces quatorze sujets prouve deux choses : la première, c'est qu'un registre bien tenu, *pour être à même d'éviter les accouplements consanguins*, n'a laissé qu'un des sujets, ou 7 p. 0/0 aptes à contracter la maladie, et quatre-vingt-treize réfractaires.

La seconde, c'est que dans les susdits 7 p. 0/0 doivent être comprises les races Durrham, *comme je l'ai fait* dans ma brochure de 1848-49, page 20, dernier alinéa, et vingt fois depuis, affirmant que ces races sont dans le même cas que les animaux prédisposés à l'épizootie par la transmission héréditaire dont sont susceptibles les effets des accouplements consanguins.

De cette proposition sur la transmission héréditaire, la preuve est facile à faire par un coq et une poule issus d'œufs emphysémés et qui, accouplés ensemble, donnent des œufs emphysémés, et des produits ayant, comme eux, une déviation marquée au sternum, dit aussi : carène, briquet, etc., particularités dont l'absence proportionnelle des cotylédons dans les ruminants, et celle des mamelons dits aussi tettes ou tétines dans les truies, etc., permettent de faire la contre-épreuve, puisque cette absence est produite par les accouplements consanguins, comme le nombre et l'étendue des emphysèmes dans les œufs emphysèmes qui ne viennent pas de la pression de l'air, comme on l'a professé et écrit.

Si donc les sommités vétérinaires s'étaient montrées au-dessus de l'esprit de corps, comme l'ont fait les médecins de l'homme à l'Académie de Médecine de Paris, séance du mois de juillet 1856, à l'occasion de la deuxième partie du mémoire intitulé : *La Poule au pot*, et expliquant les causes de la lèpre ; si ces Messieurs, dis-je, avaient voulu, pour un instant, être hommes d'humanité et de progrès plus que vétérinaires, pouvaient-ils avoir une plus belle occasion que celle offerte par les deux cent cinquante à trois cent mille vaches et génisses tombées du 31 août 1865 à la fin de mars 1867 ? Oui, plus belle occasion pour constater à nouveau le rapport des proportions de la peste bovine avec l'absence des cotylédons voulus?

Qu'est-ce que l'histoire ou la postérité dira de la précipitation avec laquelle ces Messieurs ont si vivement abattu et fait disparaître, comme au temps de Moïse, cinq à six cent mille animaux, sans que l'art vétérinaire en ait fait jaillir une seule étincelle de ce feu sacré ou de cette vraie science qui sont tous deux amis de la vérité et de l'humanité, plaidant toujours la cause des travailleurs ou des classes pauvres qu'une meilleure nourriture rendrait plus aptes à supporter les fatigues du travail et celles de la guerre, dont on se préoccupe tant, depuis la victoire des Prussiens à Sadowa; qu'est-ce que dira l'histoire quand elle additionnera les pertes de 1865, 1866, et qu'elle reconnaîtra que cette absence de cotylédons est en rapport avec les degrés d'infécondité mentionnée, pour les multipares, pages 16 et 20 de ma brochure de 1848-1849 (1), dont deux ministres m'ont accusé réception, comme l'Académie des Sciences de Paris, de Rouen, et diverses Sociétés d'agriculture départementales; quand, enfin, il était si facile de compter les cotylédons absents aux deux époques précitées, que dira l'histoire?

Si, comme je l'espère, j'arrive à prouver par le raisonnement et les faits que la petite vérole a sa source dans une autre erreur agronomique qu'on pouvait éviter, il y a vingt ans comme aujourd'hui, lorsque le secrétaire perpé-

---

(1) Chapitre IV, page 18 de ladite brochure, je donne en quatre pages un aperçu des pertes produites. Or, alors la récolte était en France portée 6 milliards et 2 milliards en non valeurs.

tuel de l'Académie de Médecine disait, dans son rapport
au ministre : « 500 Parisiens meurent prématurément par
suite de petite vérole ; » enfin quand ce rapport permet de
supposer quarante mille Français enlevés prématurément,
et quarante autre mille plus ou moins défigurés ou con-
servant toute leur vie les traces indélébiles de son pas-
sage, que dira l'histoire ? (1)

Quand donc voudra-t-on voir de plus haut la question
posée par l'insuffisante production de la viande et par ses
nombreuses ramifications ? Quand voudra-t-on mettre au-
dessus des vers-à-soie soufrés et des engrais factices, les
engrais naturels que donnent les animaux et leur viande ?

Joseph, conseiller de Pharaon, a fait la prospérité de
l'Égypte, en disant : « Ménagez les vaches grasses, » qu'il
donna le moyen de produire.

Le sage Caton, par son triple pascere, a posé les bases
de l'agriculture : produire la viande le plus possible.

En 1820, M. François de Nantes, pair de France, a dit :
« Pour que le cultivateur puisse faire ses frais, il doit
éloigner ses assolements et produire le plus de viande possible. »

En 1847, pour réaliser les leçons de ces trois grands
hommes, j'ai modifié leur programme en ajoutant au triple
pascere du sage Caton ces mots : *Benèque copulare*
(bien accoupler), en offrant de les expliquer ou les com-

---

(1) Le chômage des ouvriers en soie se rattache à cette question,
qui est des plus importantes au point de vue de l'humanité et du
commerce, car, estimées à 25 p. 0/0, les non-valeurs de cette
matière première ont donné, depuis 1847, vingt fois 65 millions.

...enter dans une expérience, mais dédaigné et accusé d'ignorance profonde, je renouvelle en vain ma demande d'expérience depuis vingt ans, pour établir les proportions diverses des maladies dites épizootiques contagieuses et pour faire progresser les connaissances de l'éleveur.

Quand, par suite de cela, ce dernier ne produira plus le vaccin, il faudra bien chercher à savoir de quelle autre erreur agronomique provient la petite vérole et quel rapport ses causes ont avec celles de la peste bovine, etc.

P.-S. — La suite quand le permettront la santé, les jours fériés et la bourse d'un employé de bureau à 600 fr. par an, impuissante ressource d'un homme de soixante-deux ans et père de famille qui, en 1836, jouissait d'un patrimoine de 120,000 fr.

Rouen. — Imprimerie de E. Cagniard.